AF468846

DE

L'HÉMIOPIE AVEC HÉMIPLÉGIE

OU

HEMI-ANESTHESIE

PAR

GILLE,

Docteur en médecine de la Faculté de Paris.
Interne, lauréat des hôpitaux (Médaille d'argent 1877),
Chef de Clinique ophthalmologique du Dr Abadie,
Médecin de l'hospice Brézin (Garches, Seine-et-Oise).

PARIS
ADRIEN DELAHAYE ET E. LECROSNIER, ÉDITEURS
Place de l'École-de-Médecine

1880

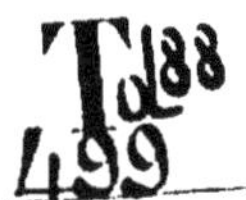

DE

L'HEMIOPIE AVEC HÉMIPLEGIE

OU

HÉMI-ANESTHESIE

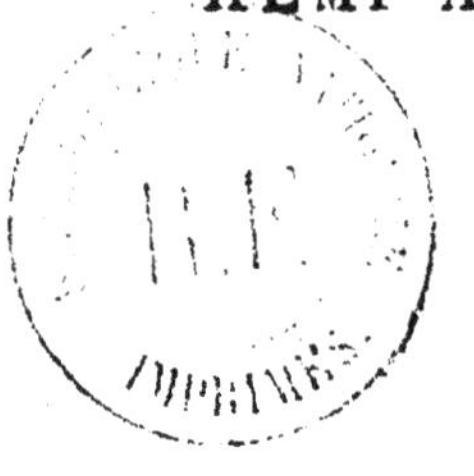

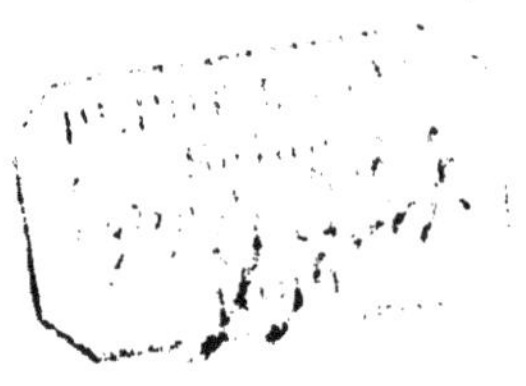

PAR

GILLE,

Docteur en médecine de la Faculté de Paris.
Interne, lauréat des hôpitaux (Médaille d'argent 1877),
Chef de Clinique ophthalmologique du Dr Abadie,
Médecin de l'hospice Brézin (Garches, Seine-et-Oise).

PARIS
ADRIEN DELAHAYE ET E. LECROSNIER, ÉDITEURS
Place de l'École-de-Médecine

1880

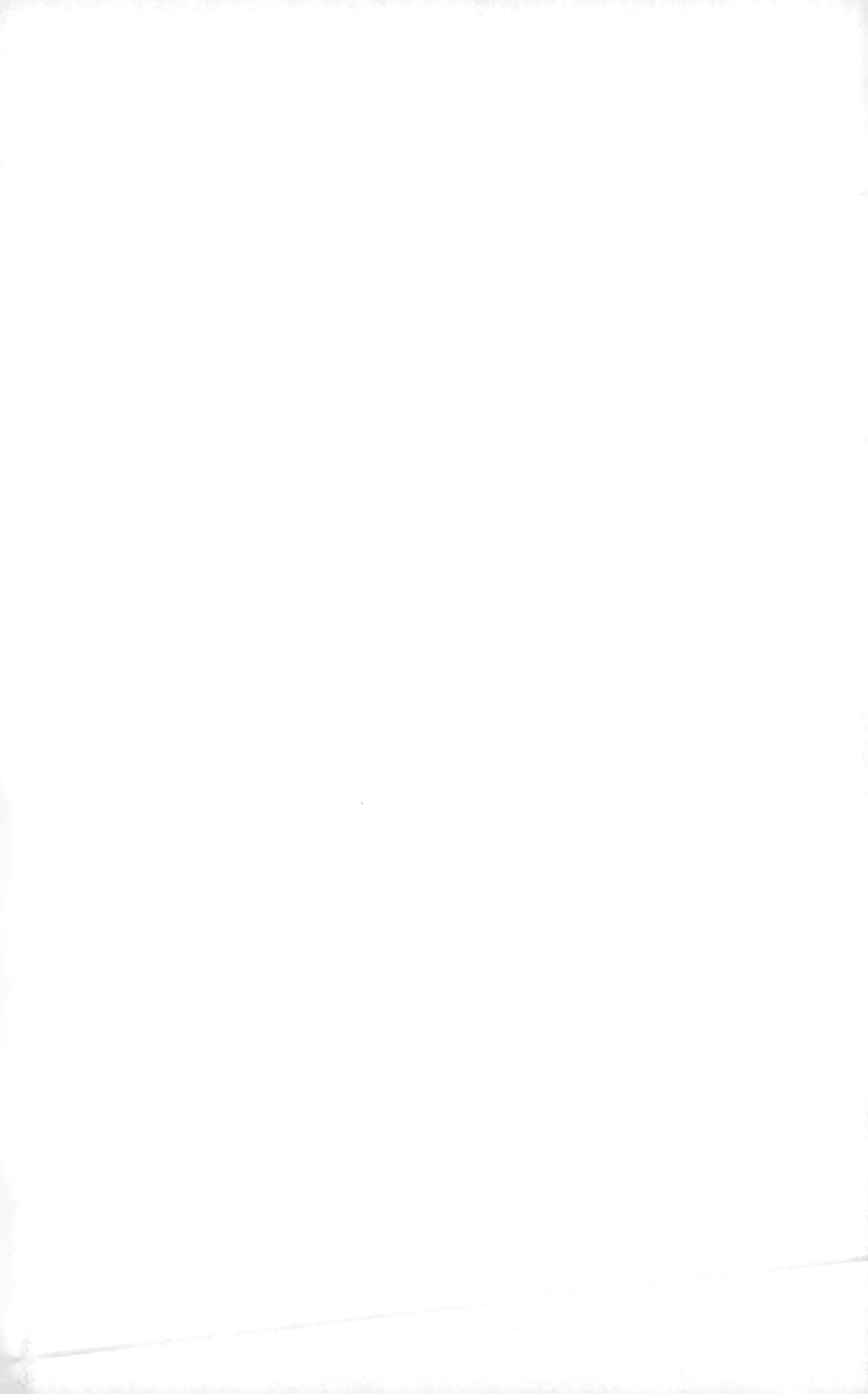

A MA MÈRE

A MES MAITRES DANS LES HOPITAUX

A MON PRÉSIDENT DE THÈSE

M. LE PROFESSEUR BOUCHARD

DE

L'HÉMIOPIE AVEC HÉMIPLÉGIE

OU

HÉMI-ANESTHÉSIE

Au commencement de cette année nous avons pu observer et suivre pendant plusieurs mois, dans le service de notre excellent maître M. le Dr Mesnet, un malade atteint d'hémiopie latérale, accompagnée d'hémiplégie et d'hémi-anesthésie.

La réunion de ces trois symptômes chez un même malade nous étonna beaucoup ; d'abord parce que les auteurs les plus récents ne parlent guère de ce fait, en outre parce que de telles observations sont en contradiction avec l'opinion généralement acceptée en France, que l'hémiopie latérale est toujours causée par la lésion d'une des bandelettes optiques.

Nous avons alors cherché dans la litterature opthalmologique s'il existait des observations analogues.

Nous en avons trouvé beaucoup; ces observations et les réflexions qu'elles nous ont suggérés ont développé chez nous cette conviction que l'opinion actuelle en France sur le siège des lésions qui déterminent l'hémiopie était inexacte.

Cette opinion a été ainsi résumée par M. le professeur Charcot: « l'Hémiopie est le résultat obligatoire de la lésion d'une des bandelettes optiques. Est-ce la conséquence d'une lésion qui rencontrerait les fibres nerveuses optiques dans leur trajet profond intra-cérébral? A mon sens l'anatomie pathologique et la clinique contredisent cette assertion. Je ne crois pas qu'il existe, quant à présent, une seule observation montrant l'hémiopie latérale développée en conséquence d'une lésion intra-cérébrale en dehors de toute participation des bandelettes optiques.»

Et notre excellent maître M. le docteur Abadie terminait par cette conclusion son travail sur l'Hémiopie:

« L'hémiopie latérale est toujours symptomatique d'une lésion intéressant la bandelette optique du côté opposé ou la région cérébrale circonvoisine. »

Il est certain que beaucoup de cas d'hémiopie peuvent et doivent s'expliquer par la lésion d'une bandelette; la preuve anatomique et pathologique en a été faite un grand nombre de fois, mais il nous semble qu'on s'est trop hâté de généraliser et d'appliquer à tous les cas une explication qui ne convient qu'à quelques-uns.

Il en est résulté que la description des lésions qui produisent l'hémiopie latérale est pour ainsi dire un peu schématique, un peu trop physiologique. De ce que la lésion d'une bandelette optique détermine à coup sûr l'hémiopie latérale, on en a conclu que l'hémiopie latérale était toujours la conséquence de la lésion d'une bandelette optique. C'est contre cette conclusion que nous nous inscrivons en faux.

Nous chercherons à établir dans ce travail que la lésion de l'hémiopie latérale peut siéger au-delà des bandelettes, dans l'intérieur des hémisphères cérébraux, sur le prolongement des bandelettes optiques vers l'écorce cérébrale sinon dans l'écorce elle-même.

Cette opinion déjà ancienne a été émise d'abord par de Graefe (1); aujourd'hui elle est généralement acceptée à l'étranger, surtout en Allemagne et en Angleterre.

Nous n'avons nullement l'intention de donner de l'hémiopie une description symptomatique, ce qui est chose faite et bien faite dans tous les auteurs classiques auxquels nous renvoyons le lecteur. Nous n'en rappellerons pas non plus l'histoire si intéressante toujours liée aux progrès de l'anatomie cérébrale? Car, aujourd'hui encore, le trajet des fibres du nerf optique est indéterminé à partir des corps genouillés et du stratum zonale des couches optiques.

Nous nous limiterons a cette partie très restreinte qui fait l'objet de notre thèse : Etablir par des observations que l'hémiopie latérale est souvent le symptôme d'une lésion des hémisphères cérébraux.

Il nous a semblé que la réunion d'un grand nombre d'observations analogues à celle que nous avons recueillie était la meilleure preuve que l'on pût donner en ce moment en faveur de notre opinion. Quelques-unes de ces observations ont été suivies de l'autopsie du sujet, les bandelettes n'étaient lésées dans aucun de ces cas.

Depuis quelque temps, les physiologistes se sont occupés de l'hémiopie de cause cérébrale. D. Ferrier et

(1) Société de biologie, 1859.

Munk auraient pu produire l'hémiopie par la destruction de certaines régions de l'écorce cérébrale et nous avons inséré dans notre thèse, une lettre par laquelle M. D. Ferrier a bien voulu nous exposer ses idées actuelles ; mais ces expériences, encore bien récentes, et manquant du contrôle d'expériences contradictoires, ne nous ont pas paru devoir être acceptées comme arguments en faveur de l'opinion que nous défendons.

A l'observation personnelle d'hémiopie qui fait le fond de notre thèse, nous avons ajouté le récit de quelques expériences que nous avons faites sur les modifications de la sécrétion de la sueur, artificiellement provoquée chez les hémiplégiques et chez les paraplégiques par les injections de nitrate de pilocarpine, et de leur action sur l'hémi-anesthésie.

Une partie de ces recherches avait déjà été publiée sous forme de note dans la thèse d'agrégation de notre ami le docteur Bouveret. (1)

Observation (personnelle).

Attaque d'apoplexie. — Hémianopsie latérale gauche avec hémiplégie et hémianesthésie gauche. — Guérison de l'hémiplégie et de l'hémianesthésie. — Injections de nitrate de pilocarpine. — Exagération de la sécrétion sudorale du côté anesthésié.

M. Fr... (Constant), âgé de 46 ans et exerçant la profession d'ajusteur-mécanicien, se présente le 4 janvier 1880, à la clinique de notre excellent maître, M. le docteur Abadie, où on reconnaît qu'il est atteint d'hémiopie latérale gauche typique sans lésions du fond de l'œil.

Sur notre conseil il se décide à entrer à l'hôpital Saint-Antoine, dans le service de notre excellent maître, M. le docteur Mesnet,

(1) Bouveret. Des sueurs morbides, 1880.

dans lequel nous avons pu l'examiner à loisir et à différentes reprises.

C'est un homme vigoureux, bien musclé et présentant tous les caractères de la constitution sanguine.

Son histoire pathologique est nulle, jusqu'au jour où est survenue l'affection actuelle déjà un peu ancienne, M. Fr... n'avait jamais été malade. Il ne portait pas non plus en lui des germes d'affection diathésique, héréditaire ou acquise.

Ses parents étaient morts à un âge très avancé, son père à 90 ans, sa mère à 60 ans; Fr... est marié depuis vingt-cinq ans et des quatre enfants qu'il a eus, deux sont morts de méningite et deux dans le premier mois qui suivit la naissance.

Fr... n'a pas eu la syphilis, du moins il le nie et on n'en constate point de traces sur le corps.

Il n'est pas entaché d'alcoolisme dont il ne présente aucun symptôme, il mène du reste une conduite régulière et boit à peine 1 litre de vin par jour, et seulement à ses r[illegible] jamais d'eau-de-vie.

L'appareil de la circulation est sain, il n'existe pas d'affection cardiaque, les artères sont peu athéromateuses, légèrement épaissies et rigides, mais non flexueuses.

En somme Fr... avait une excellente santé, quand survint tout à coup l'affection actuelle.

Celle-ci n'a pas eu de prodromes; jamais à aucune époque de sa vie Fr... n'avait eu de céphalalgie, jamais de vertiges ou d'étourdissements, de temps en temps des épistaxis peu abondantes.

La veille et le jour de son attaque Fr... avait mangé, dormi et travaillé comme d'habitude.

Le 27 juillet 1878, après avoir mangé, Fr... se coucha et s'endormit; pendant son sommeil il fut pris de cauchemar et d'hallucinations; mais son sommeil ne fut pas interrompu.

Le lendemain matin, il se réveille à l'heure habituelle et veut aller à son travail, mais il lui semble qu'il fait à peine jour et que les volets sont fermés.

Il ne sent pas son côté gauche, néanmoins il se lève, descend de son lit et s'affaisse sur le côté paralysé.

Sa femme le relève et le remet dans son lit. A ce moment il n'a pas perdu connaissance et son intelligence était intacte. Il se plaignait d'une violente céphalalgie fixe, tenace, contusive, qui occupait toute la tête.

A ce moment la vue était très mauvaise des deux yeux ensemble ou isolément; il distinguait bien la lumière de l'obscurité, mais il reconnaissait mal les objets et les personnes.

Il était paralysé de tout le côté gauche, du mouvement et de la sensibilité à la fois. La paralysie du mouvement était incomplète. Dans son lit, Fr... pouvait soulever la jambe, et remuer le bras un peu mieux que la jambe ; au bout de huit jours il put se lever et marcher avec l'aide d'une canne, bien que le côté gauche fût encore très-faible.

La face n'aurait pas été déviée ; il n'y a pas eu de paralysie oculaire, pas de déviation d'un œil, pas de diplopie.

Il y avait en même temps de l'anesthésie du côté gauche ; Fr... se mordait la joue gauche, le côté gauche de la langue, et un jour il se fit une assez forte brûlure à la main gauche sans la sentir.

Le malade était hémiopique à gauche: les objets lui semblaient coupés en deux ; il voyait à sa droite, et rien du tout à gauche; à cause de cela, il lui était très difficile de marcher et de se conduire dans les rues dont il ne voyait que la moitié des noms.

Son état se modifia peu pendant dix-huit mois ; son hémiplégie, bien qu'incomplète, persistait sans contractures ; c'est alors qu'il se décida à entrer à l'hôpital, d'abord chez M. le professeur Duplay, à l'hôpital Lariboisière, du 15 novembre 1879 au 8 décembre de la même année, puis chez M. le docteur Mesnet à l'hôpital Saint-Antoine.

Etat actuel. — L'hémiplégie gauche existe encore, le malade traîne la jambe en marchant et s'appuie sur une canne, tout ce côté est plus faible que l'autre et moins fort qu'il ne devrait l'être.

Il n'y a pas de contracture, ni de tendance à la contracture; pas de raideur musculaire, pas de douleurs dans les membres, dans les masses musculaires, ni d'engourdissements dans les doigts.

Pas d'exagération des réflexes tendineux.

Les masses musculaires ont diminué de volume, d'après le malade, car l'amaigrissement n'est pas évident et ce qui lui reste de muscles de ce côté serait parfaitement normal chez un autre.

Il n'y a pas non plus de tremblement ni de maladresse.

La température du côté gauche paraît inférieure à celle du côté droit.

L'hémianesthésie est complète et existe pour tous les modes de la sensibilité.

Le tact n'existe plus ; le simple contact n'est pas perçu ; c'est à peine si en appuyant très fortement sur la main, ou en serrant circulairement un doigt, on réveille une sensation très vague de contact; le chatouillement n'est point senti ; on peut mettre dans la main des objets sur lesquels Fr... ferme sa main sans les sentir, et on peut les retirer sans qu'il s'en doute. Les objets tombent de sa main quand il ne les regarde pas; surtout les petits objets comme les épingles.

Quand il serre fortement dans sa main un objet assez volumineux, il a conscience de la résistance qu'il éprouve, mais il lui est impossible de déterminer la forme et le volume des objets et même leur absence ou leur existence dans sa main.

La sensibilité à la douleur et à la température n'existe plus.

Le sentiment de position des membres a disparu ; à cet égard Fr... ressemble aux ataxiques, il cherche sans les trouver ses membres anesthésiés.

Les courants induits déterminent dans les muscles des contractions énergiques avec sensation de crampes.

En un mot, l'anesthésie occupe toute la peau du côté gauche jusqu'à la ligne médiane qu'elle dépasse même un peu.

La sensibilité générale ou spéciale des nerfs crâniens a également disparu du côté gauche et c'est inutilement qu'on fait respirer par la narine gauche des substances odorantes; le malade n'a pas senti l'éther, le chloroforme, le camphre, la menthe, le musc, l'asa fœtida.

Le chatouillement de la muqueuse nasale ne provoque pas d'éternuements.

La cinquième paire gauche est totalement anesthésiée, la peau et es muqueuses de ce côté de la face sont insensibles et l'on voit à la face externe de la joue gauche une cicatrice blanchâtre de morsure.

Le goût n'existe plus, la coloquinte, la quinine, l'aloës placés sur la moitié gauche de la langue ne provoquent aucune sensation désagréable.

Les muscles masticateurs de ce côté ne sont point paralysés.

Le facial est intact et bien que la cornée et la conjonctive gauche soient anesthésiées, Fr... cligne des deux côtés.

L'ouïe est nulle, Fr... n'entend rien à gauche, même si on applique une montre sur l'oreille ou la fosse temporale.

Il n'éprouve ni bourdonnements ni sifflements dans les oreilles.

Les autres nerfs crâniens n'offrent rien de particulier à l'exception du nerf optique dont le trouble fonctionnel est tout à fait spécial.

Fr... a une hémiopie latérale gauche, c'est-à-dire que la moitié gauche de chaque champ visuel est supprimée, ce qui correspond à l'anesthésie des moitiés droites de chaque rétine. La séparation entre les deux moitiés du champ visuel est très nette. c'est une ligne verticale passant par le point de fixation.

A gauche, il ne voit rien.

A droite, sa vision est presque normale.

La portion restante de chaque champ visuel est légèrement rétrécie.

L'acuité visuelle est égale à 2/7 à droite avec un verre convexe + 2 dioptries.

A gauche, à 1/7 id.

La perception des couleurs est conservée sur les deux yeux.

Les pupilles se contractent bien sous l'influence de la lumière et dans les efforts d'accomodation.

L'examen ophthalmoscopique, fait à plusieurs reprises et pour la dernière fois au mois de juillet 1880, est tout à fait négatif, il n'y a pas de lésions du fond de l'œil; seules les artères sont un peu grêles.

L'intelligence est parfaite, la mémoire bien conservée, et il n'y a jamais eu de délire ; la céphalalgie a persisté et c'est un des grands sujets de plainte du malade.

Il éprouve souvent des étourdissements et des vertiges.

Les autres appareils organiques fonctionnent bien, l'appétit est conservé, la digestion régulière, jamais de nausées ni de vomissements, le pouls est régulier.

La température prise dans les deux aisselles avec le même thermomètre est un peu plus élevée à droite qu'à gauche.

A plusieurs reprises, pendant les cinq mois qu'il a passés dans le service de M. le Dr Mesnet, nous lui avons injecté, en une seule fois, 1 gramme d'une solution au dixième de nitrate de pilocarpine; chaque fois nous avons vu la sécrétion sudorale commencer d'abord par le côté paralysé (côté gauche) et y être beaucoup plus intense. La sécrétion de la sueur s'établissait au bout de trois à quatre minutes et durait souvent dix à douze minutes; elle était extrêmement abondante du côté gauche, et tant qu'elle durait la sensibilité reparaissait du côté anesthésié. Les piqûres qui auparavant étaient exsangues donnaient du sang et étaient perçues par le malade.

La sensibilité persistait presque normale pendant vingt-quatre à trente heures, puis elle diminuait petit à petit, mais restait presque toujours plus vive qu'avant l'injection de pilocarpine.

Ces injections étaient faites indifféremment à gauche ou à droite, le résultat était toujours le même.

Sous l'influence de ces sueurs abondantes, la sensibilité se rétablit définitivement et aujourd'hui 30 juillet, l'anesthésie a disparu à peu près complètement.

L'hémiplégie peut être considérée comme guérie, Fr... est plus faible du côté gauche que du côté droit, mais il est beaucoup plus fort qu'un homme de force moyenne.

L'hémiopie persiste sans changements, l'acuité visuelle est devenue un peu meilleure, le malade a appris à se mieux servir de ce qui lui reste de ses champs visuels, mais il lui est toujours impossible de travailler de son état de mécanicien.

Nous avons aussi cherché à exciter chez ce malade des sensations subjectives du côté anesthésié, mais cela nous a été impossible, il a pu ingérer des doses considérables de sulfate de quinine ou de salicylate de soude sans avoir de bourdonnements d'oreille du côté gauche, et il a pris plusieurs granules d'aconitine sans avoir de fourmillements du côté gauche.

Réflexions. — La brusquerie de l'attaque d'apoplexie, l'absence de prodromes et de phénomènes symptomatiques ultérieurs, l'apparition instantanée et simultanée de tous les symptômes hémiopie, hémiplégie et hémianesthésie démontre surabondamment que Fr. Constant est atteint d'une lésion en foyer d'un hémisphère cérébral.

Rien ne permet de songer à l'existence d'une tumeur cérébrale dont il n'existe aucun des signes habituels ni à une affection à foyers multiples.

Il s'agit donc dans ce cas d'un foyer d'hémorrhagie ou de ramollissement cérébral dont le siège est à déterminer.

Je crois plus volontiers qu'il s'agit d'une hémorrhagie que d'un ramollissement, à cause de l'absence de prodromes, de l'intégrite du système cardio-vasculaire et de l'absence de troubles intellectuels. Mais c'est une question de peu d'importance et qu'il est à peu près impossible de décider d'une façon sûre.

Il est plus facile, croyons-nous, de déterminer le siège de la lésion que sa nature ; il est certain assurément que cette lésion ne siège point dans la bandelette optique, car elle ne pourrait produire l'hémiplégie et l'hémianesthésie.

Elle ne siège pas davantage, croyons-nous, dans les

pédoncules cérébraux, car un foyer d'hémorragie développé dans les pédoncules ne pourrait déterminer l'hémiopie qu'en détruisant d'abord complètement le pédoncule cérébral pour faire ensuite irruption au dehors de lui et atteindre la bandelette optique. Mais un tel foyer serait nécessairement ouvert dans les méninges et nous savons que les hémorrhagies méningées ont des symptômes particuliers qui n'existent point ici; d'autre part l'hémi-anesthésie déterminée par une lésion des pédoncules cérébraux s'accompagnerait de l'intégrité de l'odorat. Enfin nous ne connaissons pas un seul exemple anatomique de ce genre.

Cette lésion doit évidemment siéger dans la capsule interne ou à son voisinage immédiat, car c'est la seule région ou une lésion peu étendue et curable puisse déterminer à la fois l'hémiplégie et l'hémi-anesthésie.

La capsule interne n'a pas été détruite dans sa partie motrice puisque l'hémiplégie a guéri sans contractures, ce qui est impossible dans les cas de ce genre.

La partie postérieure de la capsule interne où passent toutes les fibres de sensibilité a-t-elle été lésée par le foyer hémorrhagique développé dans le voisinage?

Il est impossible de l'affirmer ou de le nier, et la guérison de l'hémi-anesthésie ne permet pas de conclure car nous savons que l'hémi-anesthésie causée par une lésion cérébrale peut guérir complètement.

En tout cas si la capsule interne n'a pas été détruite, elle a été du moins fortement comprimée par un foyer développé dans son voisinage, soit à sa face interne, soit à sa face externe.

A sa face externe, il n'y a que le noyau lenticulaire et

celui-ci n'a aucun rapport avec la bandelette optique, ni de contiguité ni de continuité ; une lésion du noyau lenticulaire peut facilement produire l'hémiplégie et l'hémi-anesthésie mais non l'hémiopie.

A la face interne de la capsule interne se trouvent le noyau caudé et la couche optique ; celle-ci est seule en rapport avec l'appareil optique. C'est donc dans la couche optique que se trouve le foyer hémorrhagique. Dans le cas actuel il ne peut siéger ailleurs, car une lésion de l'écorce ou du centre des hémisphères devrait être extrêmement étendue pour produire un tel groupe clinique et cadrerait mal avec la conservation de l'intelligence et la guérison de la paralysie et de l'anesthésie.

Il existe donc chez Fr. un foyer hémorrhagique de la couche optique, qui a produit l'hémiplégie et l'hémianesthésie par compression de la capsule interne et une hémiopie persistante.

L'hémiopie n'est certes pas due à la lésion de la couche optique en tant que centre visuel, que noyau d'origine du nerf optique, la physiologie et la pathologie s'opposent à une semblable interprétation, elle est due à la destruction par le foyer hémorrhagique des fibres qui de la bandelette optique se portent vers l'écorce cérébrale et qui sont d'abord accolées à l'enveloppe de la couche optique.

L'anatomie montre qu'à partir des corps genouillés, les fibres optiques se dissocient et divergent, et que la plus grande partie se trouve située dans le stratum zonale de la couche optique, d'où probablement elles vont à l'écorce cérébrale.

Ces fibres qui contournent le thalamus optique avant de se réfléchir vers la partie postérieure de l'écorce cérébrale, font partie du corps de la couche optique et participent à ses lésions ; il est facile de comprendre qu'un foyer d'hémorrhagie ou de ramollissement, brusquement développé dans l'extrémité postérieure de la couche optique brisera ces fibres, les détruira et déterminera d'une part une hémiopie persistante puisque les fibres optiques sont détruites, de l'autre une hémiplégie avec hémianesthésie par compression de la capsule interne.

C'est ce qui existe à notre avis chez Fr. et quelques autopsies montrent qu'il en est souvent ainsi.

Ainsi donc, la réunion de ces trois symptômes, hémiopie, hémiplégie, hemianesthésie, est un type clinique bien défini, très fréquent, comme nous le prouverons par de nombreuses observations, et qui répond à une lésion en foyer, localisée dans l'extrémité postérieure de la couche optique, sans lésion des bandelettes.

On comprend facilement que, suivant le volume du foyer, la compression de la capsule interne sera variable et variable en même temps le degré d'hémiplégie et d'hemianesthésie.

Dans deux observations, l'hémiplégie manque complètement il n'y a qu'hémiopie avec hémianesthésie. « Ces observations, qui appartiennent à M. le Dr Boucheron, ne nous ont pas été communiquées à temps pour être insérées dans notre thèse, elles y seront ajoutées ultérieurement. »

Enfin il est possible que l'hémianesthésie manque également et que l'hémiopie existe seule ; et peut-être l'hémiopie est-elle aussi souvent la conséquence de la ésion d'une des couches optiques que d'une des bandelettes.

Le siège de la lésion et la façon dont elle détermine chacun des trois symptômes du groupe clinique que nous étudions, explique pourquoi l'hémiopie est en général seule persistante, tandis que l'hémiplégie et l'hémianesthésie disparaissent.

La lésion de l'hémiopie peut-elle siéger plus profondément dans le cerveau, dans la masse des hémisphères ou dans l'écorce cérébrale; bien que nous soyons disposé à le croire, nous ne pensons pas qu'on soit autorisé à l'affirmer, mais nous rejetons la discussion de cette opinion aux pages où nous publions les observations sur lesquelles elle pourrait s'appuyer.

Nous ajouterons aussi un résumé des expériences de Munk et de D. Ferrier et nous reproduirons nos conclusions.

Auparavant nous voulons rappeler lesrésultats intéressants que nous a donnés la recherche des modifications de la sécrétion sudoralenon seulement chez le malade qui fait le sujet de notre observation, mais sur beaucoup d'autres atteints d'affections en foyer du cerveau, ayant déterminé une hémiplégie avec ou sans anesthésie et chez quelques-uns atteints d'affections médullaires.

Nous nous sommes servis d'une solution de pilocarpine au dixième; nous en injections un gramme, quelquefois un gramme et demi; le résultat a toujours été le même dans les cas d'affection des hémisphères cérébraux; il a été variable dans les affections médullaires, du reste peu nombreuses, sur lesquelles nous avons expérimenté.

Nous rappellerons d'abord les deux observations que nous avions communiquées à notre ami M. le docteur Bouveret.

1° M. X..., peintre, est atteint d'hémiplégie gauche avec hémi-anesthésie. L'intoxication saturnine est la seule cause qu'on puisse invoquer pour la paralysie.

Injections de pilocarpine à 2 centigr. Sueurs abondantes toujours plus prononcées à gauche qu'à droite.

Pendant chaque sudation, retour de la sensibilité.. Amélioration notable, guérison rapide.

2° Hémiplégie et hémi-anesthésie gauche et hémorrhagie cérébrale. Injections de 2 centigr. de pilocarpine.

Après quelques minutes, sueurs abondantes, mais beaucoup plus abondantes du côté de l'anesthésie que de l'autre, à chaque injection on obtient le même résultat quel qu'ait été le côté où l'injection ait été pratiquée.

Amélioration, puis guérison.

3° Fr.... Hémiopie, hémiplégie gauche, hémi-anesthésie. Injection de 1 centigr. de pilocarpine. Au bout de quelques minutes, sueurs générales, commençant par le côté gauche et plus marquées de ce côté pendant la sudation, retour de la sensibilité qui persiste assez longtemps et reste plus vive qu'avant l'injection.

Amélioration. Guérison.

4° G..., 46 ans, graveur. Hémiplégie droite par embolie cérébrale, pas d'aphasie.

15 mai. Injection de 1 centigr. de pilocarpine, la sécrétion sudorale commence par le côté droit et y est beaucoup plus accentuée. Larmes et salives sécrétées en abondance, vomissements.

5° D..., 62 ans, tonnelier. Hémiplégie droite incomplète, ancienne par ramollissement chronique.

17 juillet. Injection de 1 centigr. de pilocarpine; au bout de dix minutes, sudation abondante surtout à droite.

21, 22, 28 juillet. Même résultat.

5 août. Même résultat. Congestion intense de tout le côté paralysé qui devient très rouge surtout à la face.

6° L..., 55 ans, journalier. Hémplégie droite avec hémi-anesthésie datant de six semaines survenue après une attaque d'apoplexie.

15 et 28 mai, 1er et 15 juin, 10 août. Injection de 1 centigr. de pilocarpine. Chaque fois, sueurs plus abondantes à droite.

7° H..., ancien militaire en retraite, 53 ans. Hémorrhagie cérébrale. Le 9 juin, apoplexie. Hémiplégie droite, hémi-anesthésie.

15, 20 et 30 juillet. Injection de 1 centigr. de pilocarpine, sueurs plus abondantes à droite.

8° Observation publiée par M. le Dr Lépine. Hémiplégie gauche ancienne. Un peu de contracture. Injections de pilocarpine. Sueurs générales plus abondantes du côté gauche paralysé.

De ces huit observations, absolument identiques, je crois qu'on peut conclure :

1° Dans tous les cas d'affection cérébrale, en foyer, ayant déterminé soit une hémiplégie avec hémianesthésie, soit une hémiplégie simple, l'injection de pilocarpine détermine une augmentation de la sécrétion sudorale du côté paralysé.

A cet égard, nous n'avons pas observé de différences dans les cas d'hémiplégie avec ou sans anesthésie.

La sécrétion sudorale débute en général du côté paralysé, mais l'avance est peu marquée et n'existe pas dans tous les cas.

Elle s'accompagne quelquefois d'une congestion manifeste de la peau, et quand il y a anesthésie, d'un retour presque complet de la sensibilité, et même peut-être d'hyperesthésie.

La sensibilité ainsi récupérée pendant la sécrétion sudorale se maintient un jour ou deux puis diminue lentement, mais reste toujours supérieure à ce qu'elle était auparavant.

On a donc ainsi un moyen de traiter et de guérir l'hémianesthésie cérébrale qui paraît ne le céder en rien à l'action de l'aimant.

Ces conclusions s'appliquent également à l'hémianesthésie saturnine, si on peut conclure d'un seul cas.

Elles sont vraies aussi des anesthésies partielles des poignets, d'ailleurs si fréquentes dans l'intoxication saturnine.

Nous aurions bien voulu répéter les expériences chez des hystériques, hémianesthésiques, mais les hasards de l'observation hospitalière ne nous ont pas permis de le faire.

Chez un seul malade atteint de paraplégie complète par myélite chronique limitée à la région dorsale, sans anesthésie ni hypéresthésie, nous avons injecté 1 centigramme de pilocarpine.

La sécrétion sudorale a été beaucoup plus faible dans les membres paralysés qu'aux bras et à la face.

Nous n'avons rien observé de particulier chez les ataxiques et chez les malades atteints d'affections diffuses de l'encéphale, telle que la paralysie générale.

Nous ne croyons pas qu'il soit possible de tirer de ces faits quelques conclusions relatives au siège des centres sécréteurs ou vaso-moteurs; peut-être pourra-t-on le faire en interrogeant la sécrétion sudorale dans le cours des affections médullaires à foyers bien limités et à siège précis.

Nous ferons remarquer aussi l'impossibilité d'exciter chez les anesthésiques par lésions cérébrales les sensations subjectives de bourdonnements d'oreille provoquées par la quinine ou le salicylate de soude et les picotements dus à l'absorption de l'aconite. Pour l'appareil auditif, c'est un moyen utile peut-être pour distinguer la surdité de cause périphérique de celle de cause centrale.

Observation de Hughlings Jackson.
(Hospital for epilepsis and paralysis).

Hémiopie latérale gauche. — Hémiplégie et hémi-anesthésie gauche. — Autopsie. — Ramollissement de l'extrémité postérieure de la couche optique droite.

Thomas R..., âgé de 65 ans, se sentit malade le 24 novembre

1871 à 8 heures du matin et vomit dans la cour de sa maison. Il voulut monter dans la maison, mais après avoir fait trois pas, il dut s'arrêter; il tomba contre la rampe et perdit connaissance. Pendant deux semaines il n'eut connaissance de rien autour de lui; la troisième, il commença à parler, mais pendant six semaines il fut trop malade pour ne pas être veillé jour et nuit.

Nous avons évidemment une attaque subite avec perte de connaissance; ceci indique qu'il y a une grosse lésion quelque part dans le cerveau. Cette grave lésion est probablement un ramollissement cérébral par thrombose artérielle et elle est sans doute définitive; cependant il est possible que la circulation artérielle se rétablisse par les collatérales. Il n'y a pas eu d'albuminurie. Dans tous les cas, il est clair qu'il y a eu une lésion subite et locale du côté droit du cerveau du patient, et la maladie est probablement à la partie postérieure du thalamus optique.

L'hémiplégie fut découverte quand le malade revint à lui, mais durant la première quinzaine on remarqua que sa jambe et sa cuisse gauches étaient froides comme la pierre.

Mars 1873. Examen du Dr Jackson (seize mois après l'attaque d'apoplexie). Il n'y a à présent aucune paralysie des nerfs moteurs, on observe seulement une légère déviation de la face vers la droite. Les yeux et la tête se meuvent bien dans toutes directions. Le malade peut faire tous les grands mouvements des membres supérieurs, mais ils sont imparfaits, faibles et lents. La jambe est plus paralysée que le bras, cependant il marche fort bien et assez loin. Il y a une grande diminution de sensibilité dans tout le côté gauche du corps. La moitié gauche de la tête est moins sensible que la droite, l'anesthésie n'étant pas limitée aux régions parcourues par la cinquième paire.

Il est remarquable que le défaut de sensibilité n'arrive pas tout à fait à la ligne médiane du tronc; il y a environ un demi-pouce à gauche de cette ligne dans lequel la sensibilité égale presque celle du côté droit. Il est probable que les nerfs de sensibilité des deux moitiés du corps s'entre-croisent à cette ligne, et on voit que l'herpès zoster la dépasse quelquefois légèrement. Si on le pince fortement au bras avec les ongles, il éprouve simplement une sensation désagréable; pincé à la main, il a cette sensation dans tout le bras, « jusque dans la moelle des os », dit-il.

Il laisse souvent tomber ce que tient sa main gauche : ainsi, s'il y place sa canne pour ouvrir une porte avec la main droite, la canne lui échappe souvent. Il est tailleur. Un jour, en repassant, il approcha le fer brûlant de sa main gauche et cependant n'eut qu'une sensation désagréable; il découvrit plus tard que la peau avait été sérieusement brûlée, elle était rebroussée, dit-il. Il attribuait cet accident à ce qu'il ne peut voir à gauche. Sa jambe gauche lui paraît toujours froide, et depuis sa maladie il conserve la nuit une jambe gauche de pantalon.

A l'hôpital, j'ai une série de boules de même grosseur et apparence, mais variant quant au poids, l'une contenant du plomb, la dernière du liège. Il les arrangea facilement avec son bras non paralysé, mais quoique le bras gauche pût les soulever il ne sentait aucune différence de poids.

Le Dr Tiblits m'aida à rechercher l'état de la sensibilité électrique des membres, mais nous ne pûmes arriver à aucune conclusion absolue.

Le malade prise, mais il a cessé de le faire par la narine gauche car, comme il le dit, ce n'est pas la peine puisqu'il ne sent pas de ce côté. Le tabac, évidemment, est une substance irritante appréciée par la sensibilité ordinaire, mais il nous est utile de connaître ce détail, car il est possible que l'habitude de priser ait émoussé le sens de l'odorat. D'après mon examen, je puis seulement dire que ce sensest affaibli.

Comme je l'ai dit, il y a hémiopie du côté gauche (les champs visuels gauches et les parties droites des rétines étant affectées).

Il s'aperçut de cette atteinte à sa vue quand il reprit connaissance. Quelquefois, il ne voit qu'une partie d'un mot. Un jour il lut « land », le mot véritable étant « Midland ». Il fit aussi remarquer à son fils que « livier » était un nom bien curieux, mais on lui montra que c'était « Olivier ». Ces mots étaient écrits en majuscules sur des charrettes dans la rue. Quant au sens du goût, je ne puis rien en dire ; si le côté gauche l'a perdu, ce n'est que très légèrement.

On dit qu'il a été sourd de l'oreille droite pendant trente-cinq ans ; du côté gauche, sa femme assure qu'il n'entend pas aussi bien depuis sa maladie. Il me parut entendre très-bien des deux côtés.

1874. — Son état semble être à peu près le même. Il a eu au commencement de cette année une légère attaque de paralysie, mais nous n'avons pu en obtenir un récit précis. Elle n'a laissé aucune trace visible et permanente.

L'autopsie fut pratiquée par Gowers dans le courant de l'année 1875. Le malade étant mort d'une affection intercurrente.

Les lésions cérébrales étaient les suivantes :

L'extrémité postérieure du thalamus optique droit est affaissée, déprimée, ramollie.

A la section, on trouve une surface ramollie de couleur gris-jaunâtre. Le ramollissement est plus étendu à la face interne de de la couche optique que sur ses autres côtés.

Le pulvinar est complètement détruit. Le ramollissement s'étend en dedans jusque dans l'épendyme, ne dépassant pas le thalamus et n'atteignant pas le lobe crucial.

La partie antérieure du thalamus et la partie postérieure du corps strié sont contractés ; au microscope, on constate les lésions du ramollissement simple.

Les artères de la base du cerveau sont athéromateuses ; on n'a pu trouver l'artère obturée dans le foyer de ramollissement.

Les circonvolutions sont saines, il n'y a point de lésions ailleurs.

Les bandelettes optiques sont intactes.

Depuis cette observation Jackson ajoute dans une note qu'il a vu *treize cas* d'hémiopie latérale avec hemiplégie (1) ; que toujours l'hémiopie siège du côté paralysé, et qu'il n'a jamais vu d'exceptions à cette règle.

Jackson a ajouté quelques remarques à cette observation. D'abord, c'est qu'une seule lésion produit ces deux symptômes, hémiopie et hémiplégie, comme le prouve l'apparition simultanée de ceux-ci après une attaque d'apoplexie, ensuite que l'hémianesthésie est très souvent liée à ce syndrome complexe.

Dans son observation comme dans la nôtre et contrairement à ce qui existe d'habitude dans l'hémiplégie, le bras était plus paralysé que la jambe. Jackson aurait vu treize cas analogues d'hémiopie avec hémiplégie du même côté.

Gowers dit avoir vu *vingt cas* d'hémiopie avec hémiplégie et toujours dans les mêmes conditions que Jackson, c'est-à-dire du même côté (2).

(1) Ophtalmic hospital Reports, 1876. Lancet, 1874.
(2) Centralblatt, 1878.

Gowers (1) a fait une autre autopsie d'hémiopie latérale et il a trouvé un ramollissement du tubercule postérieur, du thalamus et du cervelet, sans lésions du chiasma ni des bandelettes.

Schweigger a observé *quatorze fois* l'association de l'hémiopie latérale et de l'hémiplégie occupant le même côté.

Berthold et Bernhard ont observé la même chose.

Cette observation et les réflexions de Jackson, de Gowers qui a fait l'autopsie et celles de Schweigger à propos de cette observation, sont bien à l'appui de ce que nous disons dans notre thèse : que l'existence des trois symptômes, hémiopie, hémiplégie et hemianesthésie constitue un type clinique bien évident, assez fréquent et lié, l'autopsie le montre à une lésion de la couche optique du côté opposé à celui de l'hémiopie de l'hémiplégie et de l'hémianesthésie qui occupent toujours le même côté, apparaissent simultanément, brusquement après une attaque d'apoplexie.

Jackson a remarqué que dans ce type clinique et contrairement à ce qui existe habituellement, la jambe est plus paralysée que le bras, enfin, dans son observation, comme dans la nôtre, et dans presque toutes les autres, la céphalagie a été très intense et très persistante.

C'est peut-être un symptôme spécial aux lésions de la couche optique.

(1) Times and med. Gaz., 1876.

Observation de Ringer (1).

Hémiopie latérale droite. — Hémiplégie droite. — Hémi-anesthésie droite et sueurs unilatérales droites.

M. X... de 55 ans, entre le 14 septembre 1876, à l'hôpital du Collège de l'université. Homme vigoureux, bien musclé, sans antécédents héréditaires du côté du système nerveux, il est fortement alcoolique.

Le 14 septembre 1876, après quelques heures de céphalalgie et de fourmillements dans le côté droit, il devient brusquement paralysé du côté droit. Toutefois, il ne perd pas connaissance. Il entre aussitôt à l'hôpital.

Obtusion de l'intelligence.

Hémiplégie et hémi-anesthésie droite.

Le cœur est sain ainsi que les artères, les poumons légèrement emphysémateux, rien dans les urines.

Odorat obtus des deux côtés, mais il l'a toujours été.

Hémiopie droite.

Pupilles normales.

5e paire anesthésiée, massèters contractiles.

7e paire paralysée.

8e paire paralysée.

Langue déviée à droite paralysée en partie; hémi-anesthésie des membres à droite, moindre à la jambe qu'au bras. Température abaissée à droite. Hémiplégie incomplète sans contractures.

Quelques jours après, sueurs unilatérales à droite, du cuir chevelu, de la face, du tronc et des membres.

La moitié gauche du corps ne sue pas.

Le pouls droit est plus large qu'à gauche ; plus tard desquama ion des doigts à droite.

Les poils cessent de pousser à droite, ils poussent vigoureusement à gauche.

Le sens musculaire est affaibli.

Le malade est maladroit de sa main droite, il ne peut toucher le bout de son nez, ce qu'il fait très bien de sa main gauche.

14 octobre. Etat intellectuel normal. Hémiopie sans changement. Hémiplégie en voie de guérison. Hémi-anesthésie diminuée. Retour de la sensibilité au bras et à la jambe. Les sueurs unilatérales continuent.

(1) Timesand medical Gazette, 1876.

Diagnostic. — L'absence d'apoplexie et d'hypertrophie du cœur permettent de rejeter l'idée d'une hémorrhagie cérébrale.

Les symptômes prémonitoires, l'athérome artériel font pencher pour un foyer de ramollissement qui siège probablement dans le thalamus optique.

Cette observation est tout à fait analogue à la nôtre.

Un homme âgé éprouve un étourdissement, il perd complètement connaissance et se trouve atteint d'hémiplégie, d'hémianesthésie et d'hémiopie de même côté.

L'hémiplégie et l'hémianesthésie disparaissent spontanément sans contractures; l'hémiopie demeure sans changements; de plus, le malade a présenté spontanément ce que nous avons provoqué chez le nôtre par des injections de pilocarpine: des sécrétions sudorales très abondantes limitées au côté paralysé, dont la température était inférieure à celle du côté opposé.

Observations de de Græfe (1), de Vollaston et de Pravaz.

1re Obs. — Hémiopie latérale gauche. — Hémiplégie gauche.

Un homme âgé de 58 ans, exerçant la profession de tisserand, avait les artères athéromateuses et le cœur gros avec une insuffisance aortique.

Il y a trois mois, il fut pris d'une attaque d'apoplexie qui détermina du même coup l'hémiopie et l'hémiplégie ainsi que de Græfe le constata lui-même.

L'acuité visuelle d'abord égale à 1/6 seulement remonta plus tard à 1/3. Depuis quinze jours il se plaint de vertiges et de céphalalgie, enfin il fut atteint de paralysie de la sixième paire avec diplopie.

A l'examen ophthalmoscopique, on constate une atrophie de la moitié droite de chaque pupille, survenue après l'attaque, car l'examen de l'œil avait été fait à cette époque et il n'y avait pas alors de lésions oculaires.

(1) In Zehender, 1865.

Remarques de de Græfe. — Il est très fréquent qu'une attaque d'apoplexie produise en même temps l'hémiopie et l'hémiplégie du même côté.

2e Obs. — Le 1er décembre 1865, un vieillard eut une attaque d'apoplexie qui détermina une hémiopie gauche avec hémiplégie du même côté.

Remarques de de Græfe. — L'apparition soudaine de l'hémopie, sa coexistence avec d'autres symptômes cérébraux, tels que l'apoplexie et l'hémiplégie, n'admettent pas d'autres interprétations qu'un foyer d'hémorrhagie dans le cerveau.

Dans des cas analogues que j'ai observés, l'hémiplégie a guéri, et l'hémiopie a persisté sans changements.

Ce sont ces deux observations qui ont amené de Græfe, a émettre l'opinion que nous avons reprise dans notre thèse que l'hémiopie est un symptôme cérébral au même titre : que l'hémiplégie ou l'hémianesthésie.

La première observation apporte un nouvel argument en faveur de cette opinion ; c'est la fréquente répétition des attaques d'apoplexie chez ces malades, car c'est un caractère qui appartient aux lésions cérébrales en foyer, telles que hémorrhagie ou ramollissement.

De Græfe rappelait que des observations analogues avaient été publiées antérieurement et qu'elles avaient la même valeur que les siennes.

Wollaston (1) a vu un cas d'hémiopie latérale vraie avec hémiplégie persistante.

Un homme âgé eut après une violente céphalalgie à gauche un trouble de la vision et des symptômes cérébraux.

(1) Arch. de méd., l. 9.

Un mois après, Vollaston constate une hémiopie droite avec une hémiplégie du même côté; il admet une lésion de la couche optique.

Pravaz (1) rapporte une observation analogue.

Une femme de 65 ans, fut atteinte, au mois de novembre 1816, d'une attaque d'apoplexie qui laissa après elle une hémiopie gauche avec une hémiplégie gauche.

OBSERVATION QUAGLINO (2).

Hémiopie gauche; — Hémiplégie gauche.

M. X..., banquier à Turin, âgé de 54 ans, vient me consulter au commencement de l'année 1867, pour un trouble de la vue qui remonte déjà à une année.

Après avoir eu de la céphalalgie et des nausées pendant plusieurs jours, M. X... a été pris le 26 février 1866, d'une attaque d'apoplexie, il reprit connaissance au bout de quelques jours, il était paralysé du côté gauche et sa vue était très mauvaise.

La paralysie disparaît au bout d'un mois et la vue s'améliore.

Etat actuel. — Hémiopie latérale gauche; — Acuité visuelle bonne.

Tous les objets lui semblent pâles et décolorés, il ne voit plus en fait de couleur que le blanc et le noir.

Il avait perdu aussi la mémoire de la forme des objets; à l'ophthalmoscope on ne voit pas de lésions du fond de l'œil., l'instantanéité de l'attaque, sa forme, l'hémiplégie montrent qu'il s'est fait un foyer d'hémorrhagie dans l'hémisphère droit, près du ventricule, peut-être dans les tubercules quadrijumeaux.

OBSERVATION DE POWER (3).

Hémiopie latérale droite; — Hémiplégie droite.

X..., âgé de 64 ans, jardinier, entré le 7 avril 1876 à l'hôpital, il a eu plusieurs attaques de rhumatisme articulaires.

(1) Arch. de méd., t. 9.
(2) Journal d'ophthalmologie italienne (1867).
(3) Times and med. gaz. (1876).

Le 4 avril, il est pris d'étourdissements et de mal de tête et sa vision devient mauvaise.

On constate une hémiopie droite avec hémiplégie incomplète du côté droit.

Acuité visuelle égale 1/2 à droite, 1 à gauche.

Rien à l'ophthalmoscope.

Le champ visuel pour la lumière blanche est égal des deux côtés, mais il est très rétréci pour le rouge.

Quand il regarde un point placé à 12 pieds devant lui, il ne voit pas un objet situé à 8 pouces de la ligne médiane à droite.

Le 11. Les bords de la pupille sont voilés, la rétine est congestionnée.

Juin. — L'hémiplégie est guérie ; — L'hémiopie persiste.

Observation de Zagorski (1).

Hémiopie gauche ; — Hémiplégie gauche.

Une femme de 35 ans fut prise de vertige, elle tomba sans perdre complètement connaissance et put se relever seule.

Elle présentait une hémiopie latérale gauche avec hémiplégie gauche incomplète.

L'acuité visuelle égale 1 de chaque œil. Zagorski diagnostique une hémorrhagie cérébrale de l hémisphère droit, probablement vers la couche optique.

L'hémiplégie guérit en deux mois.

Observation de Hosch (2).

Hémiopie latérale gauche ; — Hémiplégie gauche.

Pas d'attaque apoplectique.

La mort survint au bout de 3 ans par une nouvelle attaque apoplectique. A l'autopsie, on trouve des lésions anciennes et des lésions récentes.

Les artères de la base du cerveau sont fortement athéromateuses. Dans l'hémisphère droit existe un vaste kyste apoplectique qui occupe presque en entier le lobe occipital jusqu'à l'écorce.

Les corps opto-striés du même côté sont en partie remplacés par une cicatrice noirâtre, ils sont atrophiés et rétractés.

(1) In Zehender (1867).
(2) In Zelender (1878).

Un foyer récent d'hémorrhagie cérébrale développé dans le corps strié s'était ouvert dans le troisième ventricule qui était rempli de sang coagulé.

Ce caillot comprimait le chiasma. Il existait une atrophie peu marquée de la bandelette et du nerf optique droits.

Au microscope on trouve une légère atrophie des deux nerfs optiques ne remontant pas jusqu'au chiasma; les bandelettes étaient intactes.

Observation de Pooley (1).

Hémiopie latérale doite; — Hémiplégie droite avec hémi-anesthésie; — Mort; — Autopsie; — Gomme du lobe occipital; Ramollissement de la couche optique gauche.

Le 14 septembre 1875, je fus consulté par un homme âgé de 55 ans, pour une affection cérébrale datant de 6 semaines. 30 ans auparavant, cet individu avait eu un chancre induré et des accidents secondaires bien marqués.

Depuis deux mois M. X... se plaint d'une violente céphalalgie frontale fixe et gravative d'exacerbations nocturnes.

Deplus il a des hallucinations, des illusions mentales et de temps à autre des convulsions épileptiformes, suivies d'excitations maniaques.

La dernière attaque a été suivie d'embarras de la parole et d'un trouble visuel mal défini.

L'acuité est égale à 1 à gauche, à 1/10 à droite.

Le fond de l'œil est normal.

Traitement par l'iodure de potassium.

Deux jours après, en examinant de nouveau le malade, je m'aperçus que le trouble visuel était une hémiopie latérale droite qui s'améliora puis reparut et persista jusqu'à la mort.

Au mois de novembre il devint hémiplégique et hémianesthésique à droite, la mémoire s'était très affaiblie. Le malade vomissait et maigrissait.

Mars 1876. — Apparition de vertiges très fréquents allant jusqu'à la syncope.

30 mars. $S = 2/5$ à gauche.

La pupille est légèrement voilée.

Avril. — Convulsions épileptiformes continues.

Coma et mort.

(1) In Archives de Knapp (1876).

Autopsie. — Les méninges cérébrales sont intactes, excepté au niveau du lobe occipital où la dure-mère est épaissie et adhérente aux os dans une étendue de 1 centimètre carré.

L'hémisphère droit est sain.

Le lobe postérieur de l'hémisphère gauche est élargi, il est creusé d'une loge renfermant une masse blanc jaunâtre, un peu dure, arondie grosse comme une noix, adhérente aux méninges.

Tout autour de la tumeur existe une large zone de ramollissement qui ne s'étend pas jusqu'au lobe frontal.

Le thalamus optique gauche est complètement ramolli ainsi que les parties voisines.

Le cervelet, les nerfs optiques, le chiasma et les bandelettes ne sont pas altérés.

Le ventricule droit est plein de liquide.

Le cœur est sain, il existe un peu de pneumonie chronique avec pleurésie sèche, le foie est lobé et couvert de grandes cicatrices étoilées.

La rate et les reins sont normaux.

L'examen microscopique publié depuis a montré que la tumeur cérébrale était une gomme.

OBSERVATION DU DOCTEUR BONCOUR (1).

Hémiopie ; — Hémiplégie.

M. D... âgé de 62 ans, officier en retraite, se présente le 25 avril 1872, à la clinique du Dr Galezowski.

En novembre 1871, il eut une première attaque d'apoplexie suivie d'hémiplégie droite avec hémianesthésie qui étaient guéries six semaines après.

En mars 1872, nouvelle attaque apoplectiforme avec trouble considérable de la vue.

Quinze jours après, troisième attaque avec hémiplégie droite.

25 avril. — Etat actuel.

Hémiplégie droite incomplète.

Hémiopie gauche. P. = 2/3.

Pas de lésions au fond de l'œil.

(1). Thèse d'Apostolo (1872).

OBSERVATION DE SCHOEN.

1re Obs. (1). — Hémiopie latérale droite; — Hémiplégie droite.

Une femme âgée de 38 ans eut une première attaque d'apoplexie qui dura deux heures et laissa une hémiplégie droite. Celle-ci guérit assez vite.

Une deuxième, puis une troisième attaque d'apoplexie survinrent, qui produisirent de nouveau une hémiplégie droite.

Une quatrième attaque détermine en même temps le retour de l'hémiplégie droite et une hémiopie latérale droite.

2me Obs. — Hémiplégie et hémiopie gauches.

Un homme de 41 ans, eut à plusieurs reprises des attaques d'apoplexie, l'une d'elle laissa à sa suite une hémiplégie gauche avec hémiopie gauche.

Schœn ajoute à ses observations personnelles.

Trois cas de Bernhard où une attaque d'apoplexie détermina :

L'aphasie;

Une hémiplégie droite qui guérit.

Une hémiopie latérale droite.

Il y joint les remarques suivantes :

Presque toujours l'hémiopie latérale s'accompagne d'hémiplégie, d'hémianesthésie ou d'un autre symptôme cérébral.

La cause habituelle est un foyer d'hémorrhagie ou de ramollissement cérébral dont le siège peut varier du chiasma à l'écorce cérébrale.

L'hémiopie a autant de valeur que l'hémiplégie comme signe d'une lésion du cerveau.

Schoën a vu beaucoup d'autres cas analogues

3me Obs. — Hémiopie droite; — Hémiplégie droite.

Un homme de 56 ans, avait eu 12 ans auparavant une attaque d'apoplexie suivie d'hémiplégie gauche, celle-ci guérit incomplètement. 4 ans après, il eut une deuxième attaque qui détermina :

(1) Lehre vom Gesischtfelde, Berlin, 1874.

Une hémiplégie droite, un peu d'embarras de la parole, en voie de guérison.

Une hémiopie latérale droite qui persiste. L'acuité visuelle égale 1 de chaque œil.

Par de lésions du fond de l'œil à l'examen ophthalmoscopique.

4me Obs. Hémiopie; — Hémiplégie gauche.

Un homme de 32 ans; syphilitique depuis 6 ans, fut pris d'attaques convulsives épileptiformes plus marquées à gauche avec paresse de tout le côté gauche et d'hémiopie latérale gauche.

L'acuité visuelle égale 1 des deux yeux; sous l'influence du traitement spécifique, les symptômes s'amendèrent à l'exception de l'hémiopie.

Schœn rapporte encore les observations suivantes qu'il a empruntées à différents auteurs.

5me Obs. (Keen and Thomson) (1).

Un soldat reçut un coup de fusil dans la tête; la balle entra un peu au-dessus de la protubérance occipitale externe et à gauche.

Le blessé perdit connaissance, la reprit et devint hémiplégique et hémiopique à droite. Il fut pris d'encéphalite et un fungus cérébral sortit de la plaie et fut rasé plusieurs fois.

Le blessé guérit, la paralysie disparut, la mémoire resta faible, l'hémiplégie persista.

L'acuité visuelle était 1 à droite; 2/3 à gauche.

Il n'y avait rien à l'ophthalmoscope.

6me Obs. — Hémiopie gauche; — Hémiplégie gauche.

Un homme âgé de 55 ans, ayant les artères athéromateuses, le cœur gros et l'aorte dilatée, fut atteint d'apoplexie il y a deux ans.

Cette attaque détermina une hémiplégie gauche incomplète en voie de guérison et une hémiopie gauche qui existe encore aujourd'hui.

7me Obs. — Hémiopie et Hémiplégie gauches.

Attaque d'apoplexie légère.
Hémiplégie faciale gauche.
Hémiplégie gauche.
Hémiopie gauche.

(1) Transactions of american ophthalm. Society (1871).

Remarques de Schoën. — Une lésion de la base devrait être très étendu pour atteindre en même temps une bandelette et le nerf facial.

8° Observation. — Hémiopie gauche ; — hémiplégie gauche.

Mme B... âgé de 64 ans, eut une attaque d'apoplexie, il y a un mois qui a laissé après elle une hémiparésie du côté gauche, de l'embarras de la parole, une hémiopie gauche ; de plus, la malade a des vertiges et de la céphalgie à droite surtout.

Schoën a vu en tout *treize cas d'hémiopie* qu'il résume ainsi : quatre cas d'hémiopie droite avec aphasie et hémiplégie droite, dont trois avec localisation anatomique certaine. et un douteux; Quatre avec hémiplégie gauche sans aphasie.

9° Observation. — Hémiopie droite ; — paralysie faciale droite. — Apoplexie légère ; — paralysie faciale droite ; — hémiplégie incomplète ; — hémiopie latérale droite.

10° Observation (Derby) (1), — Apoplexie, hémiplégie gauche hémiopie gauche.

11° Observation, Mooren. — 12° Observation, Berthold. — Apoplexie ; — hémiplégie gauche, hémianesthésie gauche ; — 13° Observation, Berthold. — Aphasie ; hémiopie droite.

On voit combien sont nombreuses les observations de ce genre qui répondent au type clinique dont nous nous occupons, à la localisation anatomique qui selon nous, produit l'hémiopie.

Ces observations sont plus nombreuses que celles d'hémiopie pure et simple où la lésion pourrait à bon droit être localisée dans la bandelette optique ; presque toujours l'hémiopie apparaît brusquement avec un autre symptôme cérébral qui permet de localiser la lésion, où nous la plaçons nous-même; mais il n'en est pas toujours

(1) The med-Record, (1871).

ainsi, et la dernière observation de Schoën dans laquelle intervient un nouveau symptôme, l'aphasie, commande une localisation différente.

Nous allons examiner maintenant si la lésion de l'hémiopie peut siéger plus loin sur le trajet des fibres optiques plus profondément dans l'un ou l'autre hémisphère et même vers l'écorce cérébrale.

Nous avons pour cela réservé les observations plus complexes, celles ou l'aphasie s'ajoute à l'hemiopie. Nous exposerons seulement les faits, car ces observations ne sont pas très nombreuses; elles le sont beaucoup moins en tout cas que les premières et les autopsies qui y sont jointes, montrent, en général, des lésions si nombreuses et si étendues qu'il est très difficile de décider laquelle à déterminé l'hémiopie.

Dans toutes les autopsies de ce genre, comme dans celles déjà relatées ci-dessus, les bandelettes optiques n'ont pas présenté de lésions.

Nous ajouterons à cette partie très restreinte de notre thèse et sans commentaires un court résumé des expériences et des hypothèses de Munck et de D. Ferrier.

Observation de Boucheron (inédite).

Hémiopie persistante; — plusieurs attaques apoplectiques; — héméplégie variable.

Un malade d'une cinquantaine d'années entré à la Charité, dans le service du professeur Hardy, pour des accidents de saturnisme, se plaignait d'une diminution de la vision depuis plusieurs années.

A l'examen ophthalmoscopique on ne découvrit aucune lésion du fond de l'œil.

La vision centrale diminuée permettait encore de lire des caractères d'impressions (visibles à 1^m 50). D'un côté la vision centrale est un peu moindre.

L'exploration du champ visuel révèle une hémiopie franche qui s'est légèrement améliorée, mais momentanément par l'emploi de la galvanisation. Mais l'hémiopie a toujours persisté.

Cette hémiopie est survenue brusquement il y a déjà plusieurs années à la suite d'accidents cérébraux, caractérisés par une perte de connaissance, une chute sur le sol. L'impossibilité de parler pendant quelques heures, et une hémiplégie passagère.

Depuis la première attaque apoplectique il s'est produit à trois ou quatre reprises des attaques semblables, avec hémiplégie passagère et aphasie momentanée. Ces accidents se sont plusieurs fois produit la nuit, et ont duré pendant une partie de la matinée et de là journée du lendemain.

L'hémiopie n'en a pas été modifiée... la vision restait seulement plus confuse après chaque attaque. Elle n'a pas disparu.

Observation de Hirrschberg.

Hémiopie latérale droite ; — hémiplégie nroite ; — aphasie ; — autopsie par Jastrovitz.

Un jeune homme de 25 ans ayant eu antérieurement la syphilis pour laquelle il avait suivi un traitement régulier, fut pris au mois d'avril 1876 d'un étonrdissement ; la vue devient subitement mauvaise, sa démarche chancelante. Il était hémiplégique à droite et hémiopique du même côté, sa parole était embarrassée.

L'acuite visuelle normale, ainsi que le fond de l'œil.

Autopsie, par le Dr Jastrovitz.

Il existé une tumeur du lobe postérieur gauche dn cerveau avec ramollissement très étendu tout autour ; ce ramollissement s'étend jusqu'à la couche optique qui cependant paraît respectée.

Les nerfs optiques, les bandelettes, le chiasma, les tubercules quadrijumeaux sont sains.

Outre cette observation avec autopsie le Dr Hirrschberg a encore publié l'observation suivante.

Un homme fut pris en octobre 1875, d'une attaque d'apoplexie avec hémiplégie latérale droite, l'hémiplégie guérit rapidement. l'hémiopie persista. L'acuité visuelle était égale à 1. Il n'y avait rien à l'ophthalmoscope.

(1) Beitragei znr praktschen Augenheilkunde, 1878.

Galezowski aurait vu quatre cas d'hémiopie latérale droite avec aphasie, qu'il rapporte à une hémorrhagie ou à une embolie dans la zone de distribution de l'artère optique antérieure, branche de la sylvienne.

Observation Grasset.

Attaque d'apoplexie ; — hémiplégie droite. — hémianesthésie droite ; — hémiopie latérale droite ; — aphasie.

Observation de Lebeden (1).

Observation résumée d'un cas d'hémiopie latérale droite avec hémiplégie droite incomplète.

Autopsie. — Foyer hémorrhagique entouré d'une zone de ramollissement, siégeant dans l'hémisphère cérébral gauche.

Observation de Forster (2).

Hémiopie latérale droite; — hémiplégie droite; — aphasie.

Histoire clinique réduite à l'énoncé des symptômes. Mort par maladie accidentelle.

Autopsie. — Les nerfs optiques, le chiasma et les bandelettes optiques ne présentent pas de lésions.

L'artère sylvienne gauche est oblitérée par une embolie ancienne.

Les artères de la base du cerveau sont athéromateuses.

La pie-mère est adhérente à la partie postérieure de l'hémisphère gauche. Au-dessus existe une plaque de ramollissement jaunâtre, dure, déprimée avec effacement des circonvolutions. Cette plaque est large comme une pièce de dix sous, elle est située à deux centimètres en avant du sillon occipital; elle est limitée en avant par les sillons temporaux, en haut par le sillon interpariétal, en bas par le sillon qui sépare la première de la deuxième temporale.

Au dessous de cette plaque, le tissu est gonflé.

Une autre plaque de ramollissement occupe le gyrus postcentralis.

(1) In archives de Knapp (9e volume).

(2) Græfe et Sæmisch, t. VII.

La capsule externe est en partie ramollie ainsi que les corps opto-striés.

Le corp-strié est très affaissé surtout à son extrémité antérieure, la couche optique est atrophiée et ratatinée. Il en est de même du noyau lenticulaire et de la capsule interne; le centre ovale est normal, l'écorce aussi sauf dans es points sus-indiqués,

Forster fait suivre son observation des réflxions suivantes.

Les lésions causales de l'hémiopie peuvent donc siéger :

1° Sur les bandelettes optiques ;

2° Sur leurs prolongements, et alors la lésion peut occuper :

a La moitie postérieure du thalamus et la capsule interne à ce niveau.

b La capsule interne vers la corne postérieure du ventricule latéral.

c L'écorce cérébrale en arrière du sillon de Rolando.

OBSERVATION DE BAUMGARTEN.

Hémiopie par lésion de l'écorce occipitale du cerveau.

En août 1876, devant les Dr Jacobson et Joffe, j'ai fait l'autopsie d'un homme qui pendant la vie avait eu une hémiopie latérale gauche.

C'était un homme vigoureux qui un jour en se réveillant, ava la vue troublée, c'était une hémiopie gauche avec bonne acuité visuelle et bonne perception des couleurs.

L'hémiopie persiste jusqu'à la mort qui survint quelques mois après par asystolie.

Autopsie. — La principale lésion est un kyste hémorrhagique situé dans le lobe occipital droit, et gros comme une noisette; il est séparé en bas, de la cavité de la corne postérieure du ventricule latéral par une couche de substance médullaire intacte épaisse de plusieurs millimètres.

En haut, au niveau du gyrus occipital on trouve trois circonvolutions jaunes et ramollies.

(1) Centralblatt, 1878.

En outre, il existe un autre foyer de ramollissement gros comme un poids dans le lobe frontal gauche et une cicatrice de foyer hémorrhagique grosse comme une lentille dans le thalamus optique droit.

Les nerfs optiques, le chiasma, les bandelettes sont sans lésions.

Il en est de même des corps grenouillés des deux côtés des tubercules quadrijumaux et des pédoncules cérébraux.

L'examen microscopique montre que ces parties saines en apparence, l'étaient en réalité.

OBSERVATIONS DE HUGUENIN. (1)

OBSERVATION 1. — Une femme de 60 ans, atteinte d'athérome, eut une légère attaque d'apoplexie ; quand la malade reprit connaissance, on constata qu'elle était aphasique, hémiplégique et hémiopique à gauche. D'après Huguenin, la lésion est un foyer de ramollissement de l'écorce cérébrale dont la zone de distribution de l'artère sylvienne.

OBS. 2. — Aphasie, hémiplégie droite, hémiopie droite. Un vieillard atteint d'affection cardiaque est pris d'apoplexie, reprend connaissance et se trouve atteint d'aphaxe, d'hémiplégie avec hémiopie droite. Mort.

Autopsie. — Ramollissement de l'écorce très superficiel occupant la circonvolution de passage, la scissure de Sylvius et la région voisine, l'artère sylvienne gauche était oblitérée par une embolie, provenant d'une valvule cardiaque.

Huguenin localise le centre visuel dont la lésion produit l'hémiopie en arrière de la scissure de sylvius.

OBSERVATION DE BOUCHERON. (Inédite).

Hémiopie persistante, aphasie passagère, latérale droite, hémiplégie droite incomplète.

Madame X. 45 ans, se présente à ma clinique en 1878 se plaignant d'une diminution importante de la vision.

L'examen opathalmoscopique révèle l'existence d'une cataracte commençante dans les deux yeux, mais l'opacité cristallinienne tout à fait excentrique n'empêche pas l'éclairage du fond de l'œil,

(1) Corr. Blatt, fur schweitzer Aerzte, 1876.

par conséquent n'empêche pas le passage des rayons lumineux qui doivent servir au fonctionnement de la vision.

Autour de la papille existe un large staphylome postérieur, mais sans lésion dans la macula. Ce qui ne donne pas encore l'explication du trouble visuel annoncé par la malade.

L'exploration du champ visuel révèle une hémiopie droite des plus nettes. Les deux moitiés homonymes du champ visuel sont abolies, et la vision centrale est fortement atteinte d'un côté S=1/100 environ, est diminué notablement; de l'autre côté §—1/10 environ.

La vision chromatique est intacte.

Interrogée sur le point de départ de son affection, cette dame raconte que quelques mois auparavant, elle fut prise de maux de tête violents, qu'elle perdit connaissance pendant environ quinze jours; au moment où elle reprit connaissance il lui fut impossible de parler. Peu à peu elle recommença à prononcer quelques mots qu'elle répétait sans pouvoir les appliquer dans leur vrai sens. Enfin la parole est revenue tout à fait mais elle est restée bredouillante. Depuis peu de temps, quand la malade parle, elle prononce avec une volubilité excessive toutes les phrases qu'elle emploie dans la conversation. Avant sa maladie elle parlait rapidement mais non avec cette volubilité anormale.

L'intelligence est assez nette, mais les idées se pressent sans possibilité de réflexion soutenue.

La malade ne peut sortir seule, aussitôt qu'elle est dans la rue, elle éprouve du vertige, de la peur de tomber, (agoraphobie.)

La sensibilité est normale.

Depuis la perte de connaissance signalée plus haut. Le côté du corps correspondant à l'hémiopie est resté faible, la marche était difficile, et la préhension avec la main défectueuse, mais ces phénomènes n'eurent qu'une faible durée, nous ne les avons pas observés.

Sous l'influence de l'électrisation par courants continus dirigés de la nuque au front, du bromure de potassium, des douches froides, il y a amélioration des phénomènes de son excitabilité cérébrale, diminution de l'agoraphié, la malade pouvait venir seule à la consultation.

Amélioration de la vision centrale non jusqu'au point de permettre une lecture assidue mais permettant de lire un instant.

Le champ visuel paraît s'être élargi un peu, ou plutôt l'amblyopie être devenue moins complète sur les limites de l'hémiopie, mais l'*hémiopie persiste après 2 ans d'observation.*

L'excitabilité nerveuse de la malade, la fatigue rapide que la moindre attention produit, nous empêchent de préciser les chiffres l'acuité centrale, et les limites exactes du champ visuel.

Il existe quelques autres observations du même genre, mais toutes présentent les mêmes caractères.

Attaques répétées d'apoplexie.

Hémiplégie variable reparaissant à chaque attaque, tantôt d'un côté, tantôt de l'autre, quelquefois avec aphasie, les autopsies montrent des lésions très nombreuses, intéressant à la fois l'écorce cérébrale et la couche optique ; de ces deux lésions, quelle est celle qui a produit l'hémiopie ? la solution reste douteuse.

Leur seul caractère commun, celui qui nous intéresse seul en ce moment, c'est l'intégrité des bandelettes optiques, ce qui vient encore à l'appui de notre opinion, que l'hémiopie est presque toujours le résultat de la lésion du cerveau ; quelquefois seulement d'une destruction d'une des bandelettes.

L'hypothèse de l'origine corticale de l'hémiopie ne peut donc pas encore être résolue par la clinique et l'anatomie pathologique réunies.

Nous ne croyons pas que les physiologistes aient été plus heureux ; voici, du reste, les conclusions des expériences de Munck, Luciani et Tamburini.

Munck a expérimenté sur des chiens et des singes (1).

« L'extirpation de toute l'écorce du lobe occipital d'un côté produit, chez le chien, une hémiopie, mais une hémiopie dans laquelle il ne reste à l'œil opposé qu'une petite partie rétinienne sensible au côté externe tem-

(1) Annales d'oculestique, 1879.

poral ; dans l'œil du côté opéré, une petite portion temporale est devenue insensible ; le reste de la rétine, la plus grande partie n'est pas altérée dans ses fonctions. Une petite portion externe temporale de chaque rétine est donc reliée à l'hémisphère du même côté ; le reste de la rétine est reliée à l'hémisphère du côté opposé. — Pour relever le champ visuel, Munck ferme un œil de l'animal, puis avance dans le champ de l'autre œil différents objets, qui n'éveilleront l'attention que si leur image tombe sur une portion de rétine sensible. Avec un animal aussi vif et aussi bien apprivoisé que peut l'être le chien, de telles expériences sont possibles ; du reste, l'exposé qu'en donne l'auteur paraît très concluant.

« Munk va plus loin encore, il a voulu rechercher si les fibres nerveuses venues de différentes portions de la rétine n'aboutissent pas à des stations corticales déterminées, qu'on pourrait délimiter par des extirpations partielles ; et il croit avoir, en effet, découvert une localisation de ce genre : dans l'écorce occipitale se trouveraient des centres (*a*) en dehors, du côté externe, pour la partie externe de la rétine du même côté ; (*b*) un peu plus en dedans, pour la portion de la rétine opposée, qui avoisine la partie reliée au lobe cérébral opposé ; (c) plus encore vers la ligne médiane des centres pour des portions de plus en plus internes, nasales, de l'œil opposé. Il y aurait donc quelque part (dans le chiasma ?) dans le parcours du faisceau croisé, un renversement des fibres nerveuses, en ce sens que les fibres qui, contre l'œil, sont situées au côté droit, passeraient au côté gauche, et *vice-versa*. Le principe même de cette dernière localisation (des différents endroits de la même rétine) paraît donc être prouvé. Cependant, pour le détail même de faits si délicats et si difficiles à bien établir par l'expérience, il conviendra d'attendre des recherches ultérieures.

« Si maintenant nous nous reportons à ce que nous avons dit plus haut des travaux anatomiques de Gudden sur le chiasma, nous constatons que l'accord est parfait entre les données de l'anatomie, de la physiologie et de la pathologie. Nous avons vu, en effet, que la décussation est incomplète chez le chien. Ajoutons que le faisceau direct est très petit, par rapport au faisceau croisé ; le dernier fournit donc à la plus grande partie de la rétine. »

M. le Dr Ferrier a bien voulu résumer lui-même son opinion dans la lettre suivante qu'il nous a adressée à la date du 5 octobre 1880.

« M. le Dr Yeo et moi, sommes arrivés à des conclusions quant au centre visuel qui diffèrent quelque peu de mes opinions premières et de celles de Munck, Luciani et Tamburini.

Nous avons trouvé que la destruction d'un gyrus angulaire cause une amaurose croisée ou amblyopie de courte durée.

La destruction des deux gyri angulaires amène une cécité complète, mais temporaire, ce qui est en opposition avec mon opinion première. Ce résultat est dû à la survie plus grande obtenue chez les animaux opérés grâce au pansement antiseptique.

Cependant, quoique la destruction simultanée des deux gyri angulaires provoque une cécité complète des deux yeux ; si on détruit un seul gyrus et que l'animal survive, la destruction ultérieure du second gyrus n'amène aucun trouble marqué.

Nous avons trouvé la cause de cette contradiction apparente ; c'est que la zone visuelle est plus étendue que je ne l'avais d'abord supposé, et qu'une portion peut, avec le temps, suffire pour le fonctionnement complet de l'appareil visuel.

La zone visuelle comprend les gyri angulaires et les lobes occipitaux ; les gyri suffisent seuls quand les lobes occipitaux sont détruits et réciproquement.

Il y a pourtant une différence dans l'équivalence de ces deux parties des centres visuels, car les lobes occipitaux peuvent être enlevés sans causer de troubles visuels, tandis que la destruction des gyri amène une cécité temporaire et que la guérison est due à l'intégrité des lobes occipitaux.

La destruction d'un lobe occipital seul n'est pas suivie d'un trouble visuel évident ; celle d'un gyrus angulaire produit l'amblyopie croisée et temporaire.

La destruction d'un lobe occipital du gyrus angulaire du même côté détermine l'hémiopie croisée en paralysant les rétines du côté de la lésion.

Chez le singe, l'hémiopie ainsi produite disparaît au bout de 8 à 15 jours ; ces résultats me semblent expliquer les différentes contradictions apparentes entre les faits cliniques regardant l'amblyopie avec hémianesthésie et les faits se rapportant à l'hémiopie par lésions de la région centrale.

J'ai la conviction que les yeux ont un double rapport avec les centres visuels.

1° Monoculaire entre l'œil opposé et le gyrus angulaire.

2° Binoculaire entre le lobe occipital et le côté correspondant des deux yeux, mais le rapport binoculaire est tellement lié au rapport monoculaire que, tandis que nous pouvons avoir une amblyopie croisée par lésion du gyrus angulaire ou des fibres sous-jacentes, il ne paraît pas que nous ayons hémiopie par lésion des lobes occipitaux seuls, mais seulement quand le gyrus et le lobe occipital sont tous deux lésés, ou ce qui revient au même, quand les fibres médullaires qui s'y rendent sont totalement détruites.

Je crois pour ma part que l'amblyopie de l'hémianesthésie centrale dépend plus particulièrement de la lésion des fibres du gyrus angulaire; mais les rapports des fibres des bandelettes sont certainement plus compliquées que ne l'indique Charcot dans son Schema; car outre les rapports croisés entre l'œil et l'hémisphère qu'il a indiqués, on doit aussi nécessairement mentionner les rapports entre les hémisphères et les côtés correspondants des deux rétines.

CONCLUSIONS.

1° L'hémiopie latérale avec hémiplégie ou hémianesthésie est causée par une lésion en foyer du cerveau, hemorragie ou ramollissement siégeant dans l'hémisphère du côté opposé.

2° Cette lésion occupe habituellement la partie postérieure de la couche optique.

L'hémiopie est peut-être aussi dans quelques cas le symptôme d'une lésion de l'écorce cérébrale.

Dans ce cas la lésion est très étendue et occupe surtout le lobe occipital.

A. PARENT, imprimeur de la Faculté de Médecine, rue M.-le-Prince, 31

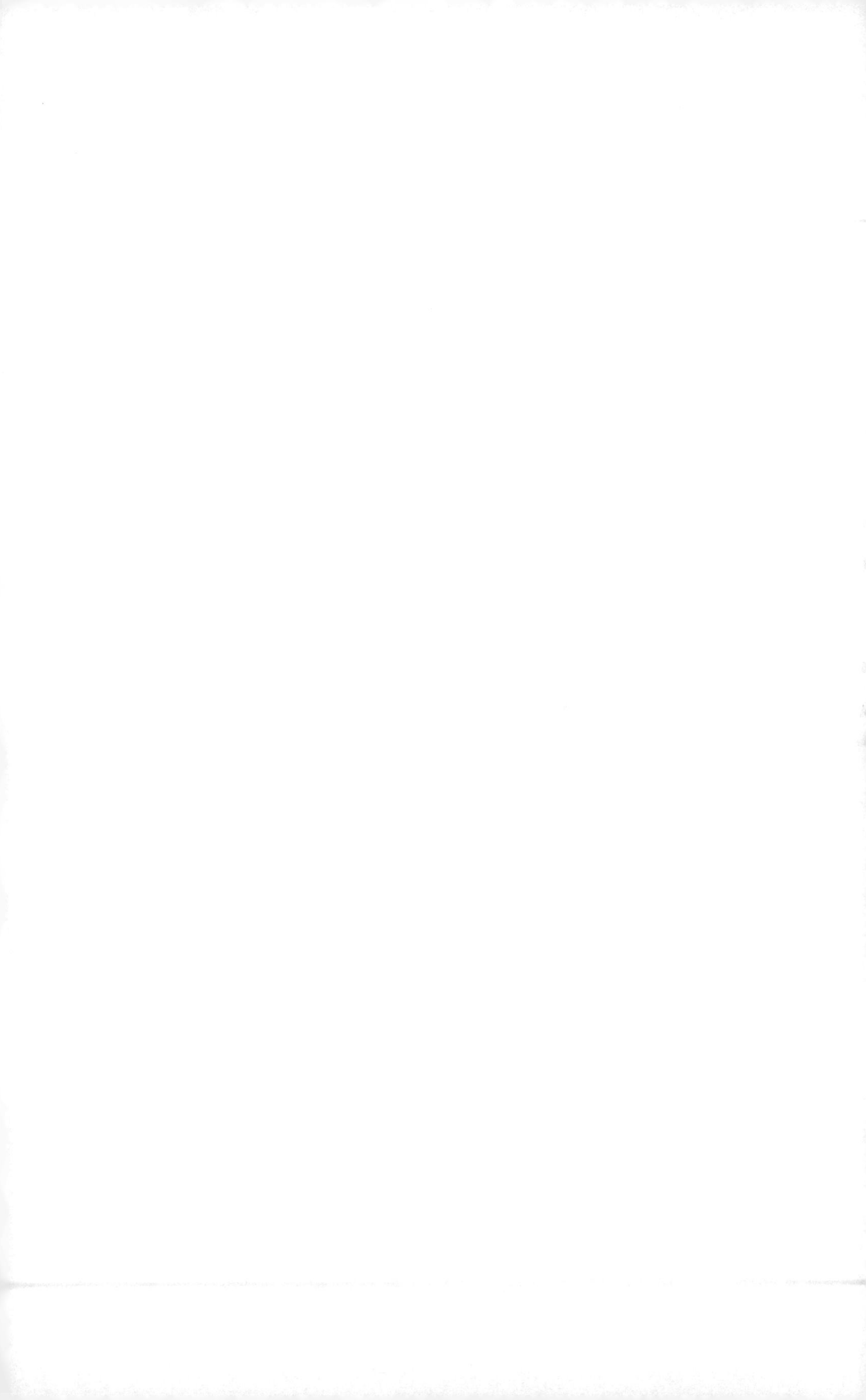

www.ingramcontent.com/pod-product-compliance
Ingram Content Group UK Ltd.
Pitfield, Milton Keynes, MK11 3LW, UK
UKHW020216200726
13856UKWH00004B/1434

9 782013 556743